QUELQUES REMARQUES

CALCULS VÉSICAUX

CORBEIL. — Typ. et stér. de CRÉTÉ.

QUELQUES REMARQUES

SUR LES

CALCULS VÉSICAUX

ET LA MANIÈRE DE LES OPÉRER

A LA CLINIQUE CHIRURGICALE DE KAZAN

PAR

M. LE Dʳ BEKETOW

PROFESSEUR A L'UNIVERSITÉ DE KAZAN

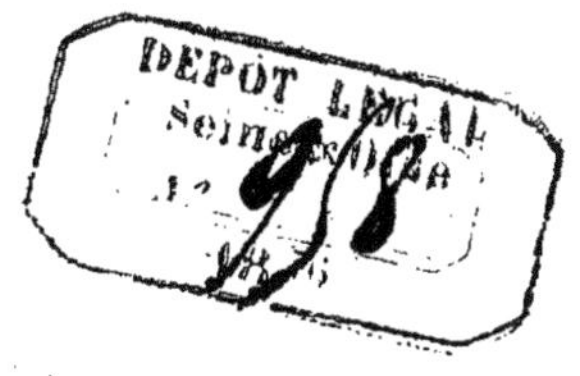

PARIS

G. MASSON, ÉDITEUR

LIBRAIRE DE L'ACADÉMIE DE MÉDECINE

BOULEVARD SAINT-GERMAIN, EN FACE L'ÉCOLE-DE-MÉDECINE

1876

QUELQUES REMARQUES

SUR

LES CALCULS VÉSICAUX

La maladie calculeuse est très-fréquente au centre et à l'orient de la Russie. La région géographique de la maladie calculeuse, en ce pays, correspond aux bassins du Don et du Volga. Dans toute cette contrée, la lithiase règne comme une maladie endémique.

Sous le rapport géologique, les régions supérieure et moyenne du Don et du Volga coïncident avec la formation crétacée et permienne. Les dolomies constituent des couches puissantes, qui traversent toute la partie supérieure et moyenne du Volga jusqu'à Tsaritsine. Le terrain de craie, qu'on rencontre aussi sur la rive droite du Volga, dans les gouvernements de Simbirsk et de Saratow, occupe principalement la région fluviale du Don et de ses affluents. Dans toute cette contrée, on trouve la chaux dissoute, en d'énormes proportions et sous différentes combinaisons, dans les eaux des petites rivières et des sources, parfois à un tel degré que les paysans russes s'abstiennent de les boire ; ils les qualifient de dures, malsaines, et remplacent l'eau fraîche par le *kwass* (boisson farineuse et acidule).

Pour mieux faire apprécier le nombre des calculeux en Russie, je citerai les statistiques rassemblées par les médecins à Moscou, Simbirsk, Penza et Kazan :

Moscou et les gouvernements limitrophes, rapports de Bassow et de Malakhow, de 1807 à 1841.. 2,747
Gouvernement de Moscou, rapport de Mamonow.................................... 923
Moscou, rapport de Klein, depuis 1842.. 1,518
Gouvernement de Simbirsk, rapport de d'Arnoldow, de 1851 à 1872....... 259
Gouvernement de Penza, rapport de Rosenthal, de 1860 à 1869.......... 150
Gouvernement de Kazan, rapport de Scherbakow, de 1836 à 1863......... 372
Gouvernement de Kazan, rapport de Beketow, principalement dans les cliniques, de 1845 à 1875... 275

Ces statistiques ne prouvent que trop clairement que la maladie calculeuse est presque endémique au centre et à l'orient de la Russie, c'est-à-dire sur les terrains crétacés et dolomitiques. Au contraire, à l'ouest de la Russie (la Lithuanie, la Russie Blanche) et encore dans les gouvernements de Poltawa, de Kiew, de Volhynie, de Podolie, de Saint-Pétersbourg, de Pskow, de Nowgorod, provinces Baltiques et toute la Finlande, la lithiase est très-rare.

L'ouest de la Russie comprend les régions fluviales du Dnieper, du Boug, du Dniester, du Niémen, de la Dwina et de la Néva. Dans cette partie de la Russie on rencontre la formation devonienne et granitique pour le gouvernement d'Olonetz et la Finlande. Donc c'est un fait incontestable que l'affection lithique règne comme une affection endémique sur les terrains calcaires du Don et du Volga, et que les granites de Finlande et les marécages de l'ouest de la Russie en sont indemnes.

L'opinion généralement admise, que la classe pauvre et indigente est plus sujette à la maladie calculeuse, ne s'accorde pas tout à fait avec les observations que nous venons de présenter. Les paysans de la Lithuanie, de la Russie Blanche, et en général ceux de l'ouest de la Russie, sont très-pauvres ; ils ont des habitations malpropres, humides et malsaines ; et cependant on ne rencontre pas la maladie calculeuse parmi eux.

Si, d'un trait de scie dirigé selon son grand diamètre, on divise en deux parties un calcul urinaire (V. la planche, fig. 2), on verra que dans la plupart des cas il est formé de couches concentriques, disposées autour d'un noyau plus ou moins grand, dont le centre est de couleur fauve ou plutôt jaune pâle. Si l'on examine plus minutieusement, à l'aide d'une loupe, ce noyau jaunâtre, on y reconnaîtra également des couches minces, circulaires, en général assez distinctes, très-cohérentes entre elles, reposant sur un petit noyau central ou nucléole, qui ne dépasse pas en volume un grain de lentille, et quelquefois si faiblement uni aux autres couches, qu'il peut facilement s'en détacher (planche, fig. 3) En comparant le diamètre de ce noyau central avec celui de l'uretère, chez l'enfant, on peut aisément s'assurer que ce nucléole peut franchir l'uretère même sans beaucoup l'élargir, et passer dans la vessie urinaire.

Le professeur Scherbakow a fait l'analyse chimique de 400 calculs vésicaux provenant de malades opérés à la clinique chirurgicale de Kazan, et il a constaté que dans tous ces calculs le noyau était composé d'acide urique et d'urates.

Les calculs uréthraux que j'ai extraits chez des enfants, dans les cliniques chirurgicales de la ville et de l'université, et enfin dans 50 cas que j'ai opérés, offrent tous la même composition chimique.

C'est chose reconnue que les concrétions d'acide urique et sels d'urates peuvent se former dans les reins. On a trouvé maintes fois dans les reins des fœtus (Virchow) et des nouveau-nés (1), l'acide urique et les urates déposés dans les

(1) On a observé de pareilles concrétions le plus souvent chez les enfants qui n'ont pas encore respiré.

tubes urinifères et les calices du rein avec des traces légères
d'un état catarrhal. D'où il résulte qu'une semblable concrétion
urique formée dans les reins d'un fœtus ou d'un enfant nouveau-
né peut, dans certaines circonstances, facilement se détacher,
franchir l'uretère, être poussé dans la vessie et de cette manière
servir de nucléole central pour la formation future d'un calcul,
s'il n'est pas évacué avec l'urine.

On sait que l'urine des enfants nouveau-nés, et jusqu'à un
certain âge, diffère essentiellement de celle des adultes (principalement pendant la lactation) ; elle abonde en urates et en
acide urique. Or les sédiments d'une pareille urine fourniront de
l'acide urique et des urates qui, déposés en couches circulaires
autour du nucléole central, formeront ainsi le noyau du calcul urinaire. La force de cohésion de ces couches est généralement très-
grande. La grosseur du calcul produit par l'acide urique et les
urates est très-variable ; elle dépasse rarement celle d'une grosse
noix. Elle est en rapport sans doute avec la quantité des urates
dissous dans l'urine du calculeux. La couleur en est ordinairement d'un jaune pâle ou, plus rarement, jaune fauve.

La quantité d'acide urique et des urates va diminuant avec
l'âge ; vers la septième ou la huitième année, on trouve ordinairement, dans l'urine des enfants calculeux, des cristaux
d'oxalate de chaux, et on remarque que cet oxalate va se
déposer sur le noyau d'urates en couches circulaires d'une
couleur fauve, souvent noirâtre, extérieurement mamelonnées,
granuleuses, semblables à une mûre, d'où le nom de *calcul mûral*
(V. la planche, fig. 1). J'ai scié plus de 200 calculs urinaires, et je
n'ai jamais vu le noyau d'un de ces calculs formé par de l'oxalate
de chaux, quoique ceci ne soit pas en rapport avec les observations faites par le célèbre chirurgien anglais Hunter.

Je présume qu'en Russie la boisson nationale acidule, appelée *kwass*, et la nourriture végétale (choux, baies, oseille, pommes ; au sud, les prunes, les poires, les melons d'eau) exercent une certaine influence sur la production d'oxalate de chaux dans l'urine des enfants.

Tant que le calcul vésical reste urate ou oxalate, l'urine conserve toujours sa réaction acide. Peu à peu les sédiments d'oxalate de chaux, en formant des couches circulaires mamelonnées autour du noyau d'urates, qui était plus ou moins poli et lisse, changent la surface du calcul, qui devient rugueuse, inégale, couverte de petites granulations pointues (V. la planche, fig. 1). La muqueuse de la vessie, continuellement excitée, finit par devenir le siége d'une phlegmasie catarrhale chronique, principalement au col de la vessie. C'est alors que l'urine commence à devenir alcaline. Ce changement de réaction est dû à une fermentation alcaline, produite par le mucus dans l'urine à l'intérieur de la vessie. La décomposition de l'urée laisse libre le carbonate d'ammoniaque, l'urine devient alcaline, les carbonates et les phosphates de chaux, le phosphate ammoniaco-magnésien se précipitent et forment une couche extérieure plus ou moins épaisse autour du calcul d'oxalate de chaux.

Dans les cas que j'ai opérés, dans tous les calculs que j'ai sciés, j'ai toujours observé de semblables rapports entre les couches des calculs urinaires ; c'est-à-dire : le noyau de l'acide urique et des urates au centre, avec un nucléole central ; puis une couche plus ou moins volumineuse d'oxalate de chaux, et enfin la couche extérieure, produite par les substances terreuses, phosphates et carbonates de chaux et de magnésie. Telle est la composition des calculs vésicaux dont le nucléole se forme dans les reins dès la plus tendre jeunesse (même chez le fœtus), descend par l'uretère dans la vessie, y demeure et s'y accroît par les sédiments déposés en couches successives autour du nucléole.

Il est à remarquer que la constitution de ces couches, aux diverses époques de la formation des calculs, coïncide toujours avec la composition de l'urine : aussi l'analyse chimique et l'investigation microscopique de ce liquide peuvent-elles toujours être considérées comme donnant la notion rigoureusement exacte de la nature de la couche superficielle du calcul.

Si au lieu du noyau d'urate il se trouve dans la vessie urinaire un corps étranger, un caillot de sang, une aiguille, un morceau de sonde, un projectile, etc., la superposition des couches est loin d'être telle que je viens de la décrire. — Dans les cas où le corps étranger vient d'être déposé dans une vessie déjà affectée de catarrhe, ou bien s'il produit subitement un état catarrhal de la vessie, le calcul est presque totalement terreux (planche 5 : phosphates et carbonates de chaux et de magnésie). — Dans d'autres cas, où le catarrhe de la vessie se développe lentement et à un faible degré, l'urine reste au commencement presque neutre ; la composition du calcul est différente, il apparaît comme strié (fig. 4) : en effet, quoiqu'il soit formé essentiellement de substances terreuses, on voit aussi les stries des urates et des oxalates de chaux, selon l'âge du malade. — Si le calcul se forme dans la vessie affectée d'un fort catarrhe, sans corps étranger, il est presque entièrement terreux.

D'où l'on peut tirer les conclusions suivantes :

La lithiase en Russie est une maladie presque endémique au centre et à l'est. Elle correspond aux régions fluviales du Don et du Volga, c'est-à-dire à la formation crétacée et permienne.

La cause principale du développement des calculs urinaires doit être attribuée à la composition de certaines eaux abondantes en chaux.

Les premiers germes de la maladie lithique, dans la plupart

des cas, doivent être cherchés dans les reins du fœtus, et ils consistent probablement dans un état catarrhal de ces organes, dont les suites sont la formation de petites concrétions d'urates dans les reins, lesquelles descendent ensuite dans la vessie.

La composition chimique des couches qui viennent grossir le calcul dans la vessie dépend de l'âge du malade tant que l'urine reste normale : c'est-à-dire que dans le premier âge l'urine, abondante en urates et en acide urique, produit les couches d'urates et d'acide urique (1) ; ensuite, et toujours en rapport avec l'âge, c'est de l'oxalate de chaux qui vient se concréter.

L'abondance d'oxalate de chaux dans l'urine en Russie peut être expliquée en partie par la boisson acidule dite *kwass* et la nourriture végétale des habitants.

L'état de la vessie urinaire dans la plupart des cas, chez les enfants, au commencement de la formation du calcul, est normal, et les parois de la vessie restent intactes au début ; l'analyse chimique et microscopique prouve l'état normal de l'urine et l'absence de lésion de la vessie ; l'urine reste acide.

L'affection des parois de la vessie coïncide avec la formation de la couche granuleuse et rugueuse d'oxalate de chaux, qui irrite mécaniquement les parois, et principalement le col de la vessie. L'apparition du catarrhe et la formation des couches terreuses du calcul sont les suites d'une continuelle irritation des parois, surtout du col de la vessie, d'une fermentation alcaline et de la décomposition de l'urine à l'intérieur de son réservoir.

Les calculs mous, friables, consistant entièrement en substances terreuses, sont très-rares ; ordinairement les couches extérieures seules sont terreuses ; le noyau, dans la plupart des

---

(1) Huppe-Seiler et Zalesky ont observé, en faisant la ligature des uretères chez les oiseaux, que les cristaux d'acide urique et d'urates sont déposés dans presque tous les organes.

cas, est formé par l'acide urique et les urates, avec une couche superposée, plus ou moins volumineuse, d'oxalate de chaux.

Ce qui précède est d'une haute importance pour la lithotritie. D'après mes expériences, les calculs, soit d'urates, soit d'oxalates, mais imbibés d'urine et à l'état frais, ne sont pas aussi durs que lorsqu'ils sont secs, et se laissent facilement réduire en fragments par les instruments.

De tout ce que nous venons de dire, on peut conclure qu'il n'existe aucune *diathèse lithique* et que la cause essentielle de la maladie calculeuse est absolument *locale :* dans la plupart des cas, c'est un état catarrhal des reins ou bien un catarrhe de la vessie urinaire. La formation du calcul dans la vessie doit être attribuée à la présence d'un corps étranger quelconque, qu'il soit constitué par un nucléole descendu des reins, ou qu'il se soit formé spontanément dans la vessie, tel qu'un caillot sanguin (V. la planche, fig. 4), du mucus épaissi, ou qu'il ait pénétré du dehors, comme une épingle, un morceau de sonde, de mandrin, une balle, etc...

Je ne parle pas ici des calculs que l'on observe chez les vieillards, parce qu'on les rencontre très-rarement en Russie. Je n'ai jamais vu dans ma clientèle les calculs de cystine, de xanthine et d'urostéalithe, qui sont en général très-rares ; je passe également sous silence les autres éléments qu'on trouve accidentellement dans les dépôts urinaires.

Quelle que soit la cause de la formation du calcul dans la vessie, une fois formé, s'il est d'une certaine grosseur, qu'il ne puisse être rendu par l'urèthre avec l'urine, tôt ou tard il conduira le malade au tombeau. Les cas de guérison spontanée (par la formation d'abcès) sont exceptionnels. Ordinairement le malade meurt dans des souffrances inouïes.

Les remèdes internes qu'on a employés jusqu'à présent sont restés presque toujours inutiles : ce sont les eaux thermales, comme celles de Vichy, chez nous celles du Caucase, l'eau d'Essentouk n° 17, qui ont donné quelques résultats favorables. J'ai employé aussi avec succès le carbonate de lithium (*lithium carbonicum*) chez les enfants dont l'urine présentait une réaction acide et où l'analyse chimique décelait la présence d'une grande quantité d'acide urique et d'urates. Les tentatives faites pour dissoudre les calculs de la vessie par l'emploi de l'électricité (électrolyse), ou de différents liquides injectés dans la vessie, depuis Paul d'Egine jusqu'à nos jours, donnent des résultats peu satisfaisants.

Pour sauver le calculeux d'une mort lente, douloureuse et inévitable, il ne nous reste donc qu'une seule ressource, c'est l'opération : taille ou lithotritie. Nous n'avons à présent aucune intention de discuter les avantages respectifs de la taille et de la lithotritie ; nous faisons presque toujours la taille, car la plupart de nos patients sont des enfants, chez qui l'irritabilité des voies urinaires et le peu de largeur de l'urèthre offrent de grands obstacles à la lithotritie ; puis nous ajoutons une séance de lithotritie (chez les adultes) faite préalablement à la pratique de la taille, c'est-à-dire que nous brisons le calcul, s'il est gros, à l'aide d'un lithobriseur à pignon de Heurteloup, le jour même de l'opération de la taille ou le jour précédent, ou bien nous écrasons le calcul avec nos tenettes à briser qu'on verra représentées plus loin (1) avant de l'extraire (surtout chez les enfants).

Parmi les différentes méthodes dont on se sert pour faire l'opération de la taille, nous avons choisi la taille latéralisée. Le

(1) Nous employons nos tenettes à briser depuis 1861. Elles ont été faites à Paris, sur nos dessins, par M. Lüer.

brillant succès que nous avons obtenu dans nos opérations semble justifier notre choix : *car sur 275 opérés nous en avons seulement perdu 12.*

En étudiant minutieusement toutes les circonstances qui peuvent influencer fâcheusement les suites de l'opération, on est aisément convaincu qu'il y a des causes, outre certaines maladies internes de l'organisme, qui tiennent presque uniquement au procédé opératoire, c'est-à-dire *au point de départ de l'incision, à sa direction, à son étendue, au mode d'introduction et à la forme des tenettes, à leur grosseur, à la méthode d'extraction et à la grosseur du calcul.*

Je suis convaincu, par l'expérience que j'ai faite dans des cas nombreux, que l'incision du col de la vessie (1), faite seulement dans la portion prostatique, par conséquent n'ayant qu'une certaine étendue, c'est-à-dire ne dépassant point les limites de l'aponévrose de la prostate, n'est pas aussi dangereuse qu'on le croit. La plaie se cicatrise bientôt sans aucunes suites graves. Ainsi, d'après notre expérience, l'incision de la portion prostatique, limitée à une certaine mesure, produit une lésion qui n'a pas une grande importance par elle-même, pourvu que d'autres circonstances accidentelles ne la rendent pas funeste pour la vie du patient.

En pratiquant la taille latéralisée d'après notre méthode, il est très-facile de faire une pareille incision, qui entame seulement la partie inférieure de la portion membraneuse de l'urèthre et une certaine partie de la portion prostatique avec les précautions suivantes :

Avant l'opération, on vide le rectum ; nous administrons au malade un purgatif (une cuillerée à soupe d'huile de ricin) et,

______

(1) Sous le nom de *col* de la vessie urinaire je comprends seulement la partie qui est couverte par la prostate.

pour être plus sûr que le rectum ne contient absolument rien, nous donnons un lavement le jour même de l'opération, car l'intestin distendu par les matières fécales se présente facilement à l'instrument tranchant.

Avant l'opération, il faut que le malade s'abstienne d'uriner pendant un certain temps, deux à trois heures, afin que la vessie contienne une certaine quantité d'urine ; dans le cas d'une séance de lithotritie préalable, j'ordonne des injections d'eau tiède.

Le malade est couché sur une table à opérations, susceptible d'être élevée ou abaissée ; chez les adultes, le périnée est rasé, les cuisses fléchies à angle droit et écartées au bord de la table de façon que le périnée fasse une saillie en avant, les bras tendus le long du corps et liés solidement aux pieds. Deux aides tiennent les pieds ; un troisième fixe le bassin du malade dans sa position, pour qu'il ne bouge pas, et le quatrième, tenant dans sa main droite un cathéter cannelé, soulève de la main gauche le scrotum du patient.

Le malade est soumis aux inhalations de chloroforme jusqu'à pleine anesthésie. Le cathéter cannelé, introduit par l'opérateur, est confié à son aide, qui le tient légèrement pressé sur le périnée et en même temps fortement incliné, le manche dans la direction du raphé vers l'ombilic, de telle sorte que le périnée soit tendu et qu'on puisse aisément sentir à travers les téguments la cannelure du cathéter.

Si on divise le périnée en trois parties égales le long du raphé, c'est dans la jonction de la seconde avec la troisième (l'inférieure), ou un peu plus haut, selon l'âge du malade, qu'il faut commencer l'incision. L'opérateur peut être assis sur une chaise, ou bien il pose à terre son genou gauche et se place entre les jambes du patient. Puis, tenant le bistouri convexe

comme une plume, dans sa main droite, il s'assure avec l'indicateur de la gauche (tâtant à travers les téguments et les ten-
dons), de la rainure du cathéter conducteur et divise les parties
molles, en commençant sur le raphé et se dirigeant obliquement
à gauche vers le milieu de la distance entre l'anus et la tubérosité de l'ischion, plus près cependant de l'anus que de la
tubérosité, c'est-à-dire de manière à tomber sur l'union des
trois cinquièmes antérieurs avec les deux cinquièmes postérieurs
de cette ligne ischio-anale. Il est inutile de prolonger l'incision

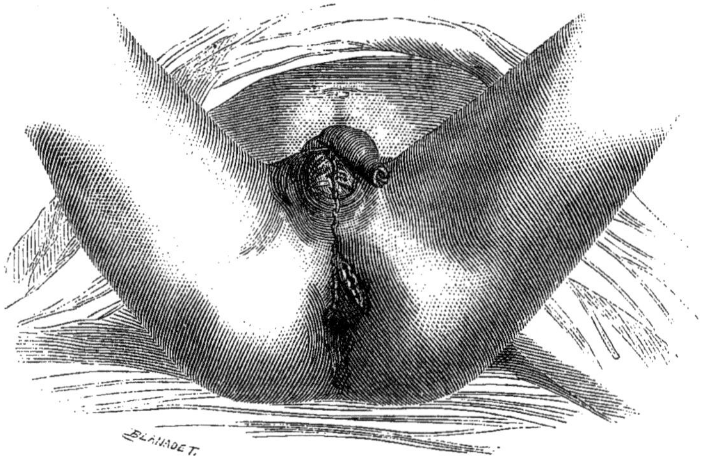

Fig. 1. — Plaie du périnée après l'opération de la taille par notre méthode, chez un
enfant de douze ans (d'après une photographie).

jusqu'au niveau de l'anus, car cela ne serait d'aucune nécessité.
Il suffit en effet que l'incision des parties externes corresponde
à l'incision des parties internes, car la largeur de la plaie des
téguments ne profiterait pas beaucoup au passage du calcul;
ajoutons que les téguments s'étendent très-aisément, sans incon-
vénient pour le malade, et même, pendant l'extraction du
calcul, la plaie externe peut être agrandie si c'est nécessaire.
Au contraire, si l'incision superficielle est trop large en compa-

raison de l'ouverture des parties profondes, principalement pendant l'introduction brusque de l'indicateur et des tenettes dans la vessie; si le col de la vessie (1) et la prostate (2) se contractent autour de la plaie ; dans le cas où l'index de l'opérateur est gros et les tenettes assez grandes, on peut facilement détacher le col de la vessie et la prostate des parties environnantes, et de cette manière donner lieu à l'infiltration urineuse et à la formation d'abcès urineux, quelquefois même à l'urémie.

On ne saurait craindre l'infiltration urineuse entre les aponévroses, si l'étendue de l'incision externe n'est pas assez large. Au contraire j'ai souvent observé, quand l'incision externe n'est pas grande et très-distendue, que la plaie se rétrécit tellement que l'écoulement de l'urine par la blessure cesse vers le soir du même jour et la plaie se cicatrise bientôt même par réunion immédiate.

Je retire sans broiement préalable seulement les calculs d'une grosseur médiocre, ce qui fait que les incisions larges ne sont d'aucune utilité ; d'après ma conviction, elles sont plus funestes qu'avantageuses aux malades.

Il est indispensable de faire l'incision de la portion membraneuse, destinée à l'introduction du lithotome caché, assez large pour qu'on puisse porter librement, non-seulement l'ongle, comme on fait à l'ordinaire, mais la pulpe de l'indicateur de la

(1) Les fibres musculaires de la vessie, en se réunissant au niveau de l'orifice de l'urèthre, constituent un fort anneau musculaire, sphincter vésical, et se prolongent dans la prostate.

(2) On sait que la prostate est un organe consistant en une agglomération de glandules emprisonnées dans de fortes fibres musculaires qui peuvent se contracter si elles ne sont pas entièrement divisées et rétrécir la plaie de la prostate.

Les abcès urineux se forment quelquefois, ainsi que je viens de le dire, par le décollement du col de la vessie pendant l'introduction du doigt et des tenettes assez grandes, surtout si elles sont enfoncées brusquement et sans beaucoup de précaution.

2

main gauche, sur la rainure du cathéter. Alors l'opérateur divise les tissus sous-jacents couche par couche jusqu'à l'urèthre; puis, s'assurant de la rainure du conducteur au moyen de l'index gauche et tenant le scalpel comme une plume à écrire dans sa main droite, il conduit à plat sur l'ongle de ce doigt et perpendiculairement la pointe du scalpel et fend l'urèthre jusqu'à la rainure; ensuite, soulevant le manche du scalpel et le glissant de haut en bas dans la rainure, il élargit la plaie de l'urèthre de façon qu'il puisse y mettre librement le bout de l'indicateur de la main gauche.

En faisant de cette manière une plaie large dans la portion membraneuse de l'urèthre, il sera bien difficile de s'égarer ou de passer à côté de l'ouverture pratiquée à ce canal (comme j'en ai vu des exemples), pendant l'introduction du lithotome, en le glissant sous la vessie, si l'incision de la portion membraneuse est étroite.

Je me sers, pour l'élargissement de la plaie interne, du lithotome caché. Le lithotome caché est introduit d'après les règles suivantes : le chirurgien, tenant toujours l'ongle de l'indicateur de la main gauche dans la rainure du cathéter, prend le lithotome de la main droite, avec le pouce et l'indicateur, de manière que ses trois derniers doigts soient placés au-dessus du manche; puis, à l'aide de l'ongle, il introduit le bout de l'instrument dans la rainure du cathéter. Pour être plus sûr que l'extrémité (la languette) du lithotome est tout à fait entrée dans la rainure, il fait glisser légèrement l'instrument; un bruit particulier produit par le frottement des deux métaux prouve que le lithotome est bien dans cette rainure. Alors l'opérateur prend de la main gauche le conducteur et, en le soulevant, fait glisser le lithotome le long de la rainure jusque dans la vessie. Ensuite, il retire le cathéter.

Il est absolument nécessaire, pour que l'opération réussisse, de donner à l'incision des parties intérieures une certaine mesure ; elle ne doit jamais dépasser les limites de l'aponévrose de la prostate : chez les enfants 12 à 15 millimètres. Selon l'âge du malade elle peut être diminuée (1).

Chez les adultes elle aura jusqu'à 18 millimètres, en y comptant la largeur de l'urèthre. D'après nos expériences, ce sont les petites plaies qui se cicatrisent le mieux. Donc, sans raisons graves, il ne faut jamais agrandir l'incision. D'abord on sait que l'aponévrose de la prostate et le col de la vessie se distendent assez largement, sans suites fàcheuses, pendant le passage des tenettes chargées du calcul, et que la plaie se rétrécit bientôt. Par conséquent la lame tranchante du lithotome avec laquelle on pratique l'incision des parties intérieures doit sortir de sa gaîne dans une certaine mesure qu'on indique auparavant par une vis portant sur la bascule. Dans les cas où le calcul est gros, nous le brisons : avant d'opérer, chez les adultes ; pendant l'opération, chez les enfants.

Après avoir retiré le conducteur lithotomique, on s'assure, avec la languette du lithotome caché, de la position du calcul dans la vessie, car il arrive quelquefois que celui-ci s'étant présenté au tranchant du lithotome, se brise, ce qui arrive s'il est situé dans le col à l'entrée de la plaie. En pareils cas, avant d'opérer on refoule le calcul avec la languette du lithotome dans le bas-fond de la vessie.

Ensuite le chirurgien soulève le lithotome caché, appuie

(1) Il est à remarquer, que chez les calculeux la prostate est toujours augmentée de volume (hypertrophiée) ; de sorte qu'on peut aisément s'assurer à la première inspection des parties génitales externes, précisément de la verge, qui est toujours gonflée (hypertrophiée) chez les litbiaques, de la présence du calcul dans la vessie.

fortement sa tige contre l'arcade pubienne après l'avoir introduit dans la vessie à une certaine distance, 2 centimètres à 2 centimètres et demi. Il est à remarquer qu'il ne faut jamais enfoncer profondément le lithotome caché en faisant l'incision des parties internes ; il arrive quelquefois que la vessie se contracte autour du lithotome et peut être blessée dans son bas-fond. De légères lésions de la muqueuse se font quelquefois, même quand on a pris toutes les précautions possibles ; elles occasionnent une hémorrhagie assez forte. Il faut aussi convenir que la manœuvre d'enfoncement profond n'est d'aucune utilité pour l'incision des parties internes : la largeur de la plaie du col de la vessie reste toujours la même que celle de la plaie de la prostate. La tige du lithotome caché doit être fortement appuyée contre l'arcade pubienne : c'est absolument indispensable, car si on veut diviser les parties internes selon une certaine mesure, on doit avoir un point d'appui inamovible : tel est celui que l'arcade pubienne fournit à la tige du lithotome. Le lithotome doit être retiré de la vessie en suivant la direction de l'axe pelvien et celle de la plaie des parties externes.

Donc, appuyant la tige du lithotome caché contre l'arcade pubienne, l'opérateur presse fortement la bascule contre le manche et fait sortir la lame tranchante de sa gaîne ; ensuite, tenant toujours la bascule pressée contre le manche, il retire lentement vers lui le lithotome, dans la direction de l'axe pelvien et de l'incision externe, en fendant les parties internes du dedans au dehors. De cette manière on fait une incision précise dans le col de la vessie et dans la prostate.

L'introduction du doigt dans la vessie doit être faite avec une extrême réserve ; chez les adultes j'introduis l'indicateur, chez les enfants presque toujours le petit doigt. Avant d'être introduit, le doigt doit être préalablement graissé ou huilé. Il faut pénétrer dans la vessie en glissant le long de la paroi supérieure (postérieure) de l'urèthre; autrement on peut facilement manquer l'ouverture et faire une fausse route, car le col de la vessie et la prostate se contractent et rétrécissent la plaie. Il faut introduire le doigt petit à petit, parce que si on l'enfonce brusquement on peut facilement déchirer les parties et décoller la portion prostatique. Un certain élargissement de la plaie avec le doigt est permis seulement quand on est déjà entré dans la vessie et avant d'introduire les tenettes. Dans les cas où la plaie se contracte trop fortement et où il est difficile d'introduire le doigt dans la vessie, je pénètre avec une sonde de femme, ou bien avec une grosse sonde, qui sert de guide pour introduire le doigt (1). Les tenettes (2) dont je me sers sont très-minces. A l'aide du doigt ou de la sonde j'introduis ces tenettes dans la vessie, de manière qu'à mesure que l'instrument pénètre dans la plaie, je retire mon doigt, de peur de trop élargir la plaie interne, surtout si l'indicateur est gros et s'il remplit presque entièrement la plaie au point d'empêcher l'introduction des tenettes (3).

Le calcul se présente quelquefois à l'entrée de la vessie, presque dans la plaie. Aussi ne faut-il jamais faire pénétrer trop brusquement les tenettes, sans être sûr de la position du calcul. S'il est près de l'entrée on ouvre les branches, et on le saisit; si au contraire il est placé dans le bas-fond de la vessie (c'est ce qui arrive le plus souvent), alors, après s'être assuré de sa position, on presse légèrement les tenettes sur le bas-fond, on

(1) Je n'emploie presque jamais le gorgeret.

(2) Mes tenettes ont été faites à Paris par M. Lüer, en 1861, d'après mon dessin.

(3) Chez les enfants en bas âge de (2 à 5 ans) j'emploie, au lieu des tenettes lithotomiques ordinaires, des tenettes qui sont encore plus minces, à peu près aussi grandes qu'un *kornzang*, c'est-à-dire une pince à extraire les corps étrangers de l'oreille.

ouvre les branches, et le calcul quelquefois tombe de lui-même entre celles-ci ; quand le calcul est logé si profondément qu'il est très-difficile à saisir, alors l'opérateur, ou plutôt son aide, introduit le doigt dans le rectum du patient et, par la paroi

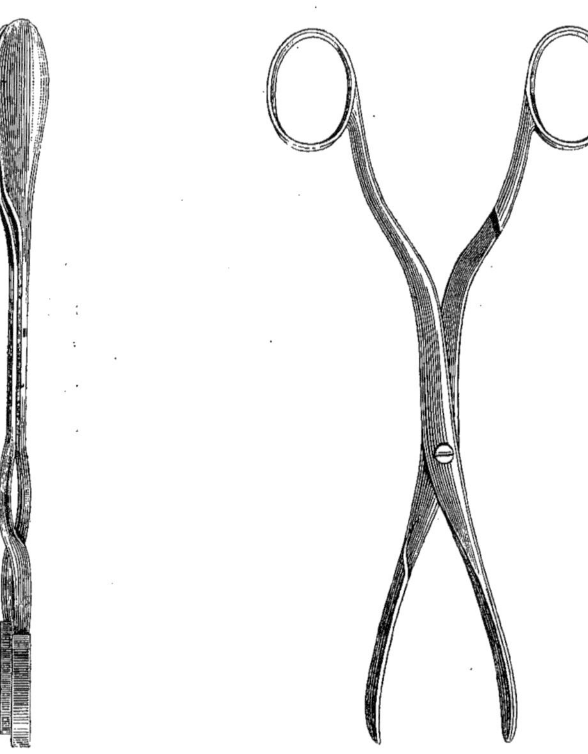

Fig. 2.—Tenettes lithotomiques construites sur les indications de l'auteur par M. Lüer (demi-grandeur, profil).

Fig. 3. — Tenettes lithotomiques, les branches ouvertes (demi-grandeur).

antérieure de l'intestin, s'assurant de la position du calcul, le pousse en avant et le fait tomber entre les branches des tenettes.

Il ne faut pas oublier que nous extrayons seulement des

calculs d'une grosseur médiocre qui peuvent passer par la plaie
sans beaucoup la distendre ; dans les cas où le calcul est assez

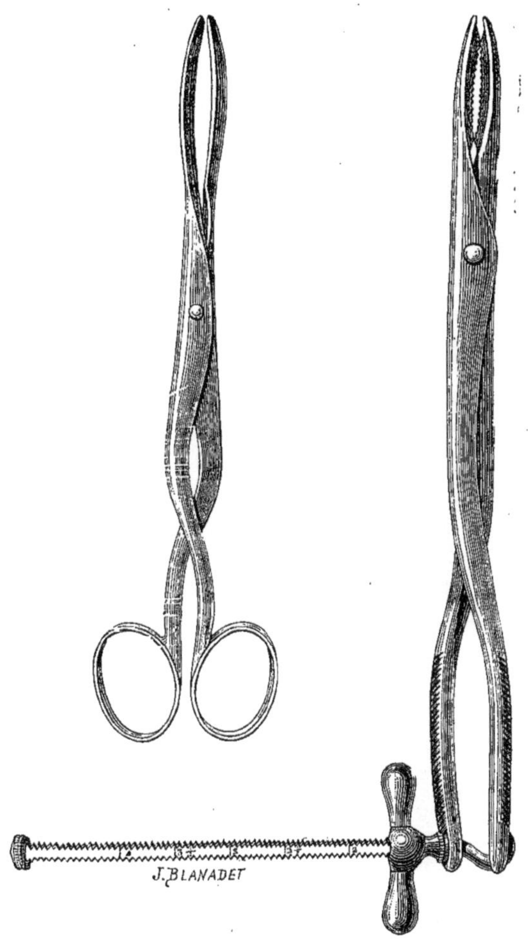

Fig. 4 et 5. — Tenettes lithotomiques du professeur Beketow, vues de face (demi-grandeur). — Tenettes à briser, du même auteur, la vis étant fermée (Paris, 1861, Lüer).
Demi-grandeur.

gros, nous le brisons auparavant dans une séance de lithotritie,
avant de pratiquer la taille, chez les adultes. Chez les jeunes

enfants, ordinairement les calculs n'étant pas gros (précisément parce qu'ils ne sont encore formés que d'urates), on les retire sans les briser; mais dès que le calcul prend une

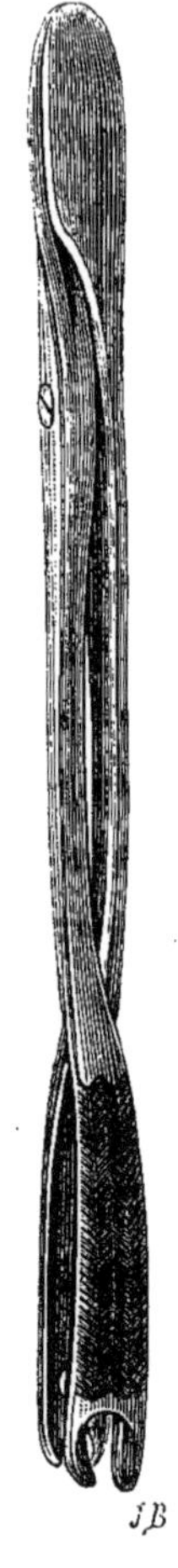

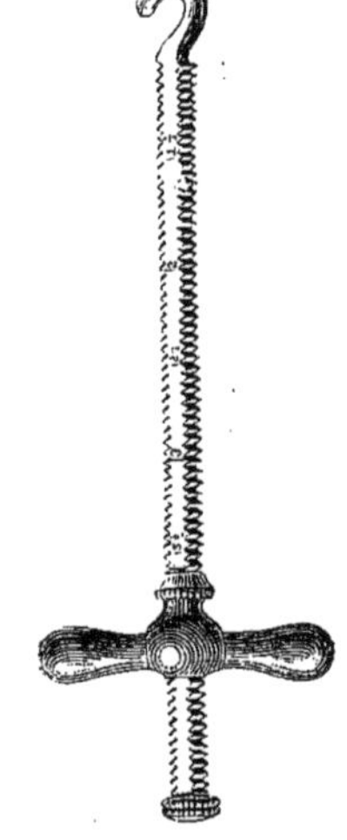

Fig. 6. — Tenettes sans leurs vis, posées à plat (demi-grandeur).

Fig. 7. — La vis des tenettes à briser (demi-grandeur).

couche terreuse il atteint quelquefois un volume assez gros ; ce sont ces calculs que nous écrasons avec nos tenettes à briser (fig. 5, 6 et 7).

Il arrive assez souvent qu'il n'est pas nécessaire de recourir aux tenettes à briser, car la couche superficielle du calcul, étant terreuse, est très-friable, et une légère compression des tenettes ordinaires suffit à la réduire en fragments.

Si le calcul est assez dur, nous l'écrasons avec les tenettes à briser en procédant pour le saisir de la même manière qu'avec les tenettes ordinaires. Pour augmenter la force de pression des tenettes à briser on emploie une vis à l'aide de laquelle on peut écraser en fragments les calculs les plus durs, tels que ceux d'urates et d'oxalate de chaux. Si les fragments du calcul sont assez gros, on les retire avec les tenettes ; dans le cas contraire on emploie une curette lithotomique. J'ai déjà mentionné qu'on peut pénétrer maintes fois dans la vessie en observant certaines précautions, sans qu'il en résulte beaucoup d'inconvénients pour le malade; seulement il faut avoir de la patience et du ménagement. Il faut bien explorer la vessie avant de terminer l'opération, afin qu'il ne reste aucuns débris de calcul susceptibles de jouer à leur tour le rôle de corps étranger et de servir de noyaux à de futures concrétions calculeuses (1).

On peut aussi espérer, dans des cas heureux, que les débris du calcul seront évacués, ou par la plaie, ou même avec l'urine par l'urèthre, si la plaie se cicatrise bientôt. Néanmoins, pour être plus sûr que tous les débris ont été retirés, après avoir exploré la plaie avec le doigt, nous introduisons un cathéter à double courant (employé ordinairement pour les femmes), nous faisons encore une fois la plus minutieuse exploration; ensuite nous administrons des injections d'eau fraîche, ou à la température ordinaire s'il n'y a pas à craindre une hémorrhagie.

D'après tout ce que nous venons de dire, il est évident que le

(1) Je suis persuadé que la plupart des récidives se forment de cette manière.

volume du calcul est de la plus haute importance. Si la plaie se contracte trop fortement, les petits calculs sont quelquefois éliminés avec l'urine par la plaie pendant l'incision des parties internes au moyen du lithotome ; ce sont des cas qui peuvent causer un grand embarras à l'opérateur : il peut chercher inutilement le calcul qui est déjà évacué. On retire le calcul sans le briser s'il n'est pas trop gros (1). Il faut bien examiner sa surface ; si elle est lisse et présente des facettes, on doit être sûr qu'il y a encore dans la vessie des calculs, lesquels doivent être retirés (2).

L'opération terminée, on essuie la plaie avec une éponge trempée dans l'eau froide, on y applique de la glace pour faire cesser l'hémorrhagie ; ensuite on change le linge et on pose le

---

(1) Dans le cas où l'on essayerait d'extraire le calcul sans le briser, si malgré son volume on espère qu'il pourra passer par la plaie de la vessie sans beaucoup l'élargir, il faut le mesurer avant l'opération (chez les adultes), puis tâcher de le saisir dans son plus étroit diamètre. Pour l'extraction on procède de la manière suivante :

Le calcul saisi dans son plus petit diamètre doit être retiré lentement en faisant avec les tenettes de légers mouvements de demi-rotation de haut en bas dans la direction de l'axe pelvien et de la plaie.

(2) J'ai vu un cas très-remarquable dans notre clinique. Après avoir fait la taille chez un enfant de 12 ans et retiré le calcul, nous examinâmes sa surface qui était inégale et raboteuse. Quoique la vessie fût minutieusement explorée avec le doigt, nous n'y trouvâmes rien. Le patient mourut au bout de trois semaines par suite d'une néphrite chronique purulente. A l'autopsie nous découvrîmes que la vessie était divisée en deux sacs ; un calcul se trouvait dans le plus reculé ; il était inégal et ne présentait aucune facette. Par conséquent il ne faut pas s'en rapporter uniquement à ce signe des facettes que l'on considérerait à tort comme pathognomonique, — car elles ne peuvent se former que dans les cas où les calculs se frottent mutuellement dans le réservoir urinaire ; — et l'on doit toujours faire l'exploration la plus minutieuse de la vessie, après l'opération de la taille, à l'aide d'une sonde et même en introduisant le doigt dans le rectum du patient et en explorant la vessie à travers la paroi antérieure de l'intestin, afin de s'assurer s'il n'existe plus de calculs et de pouvoir être sûr des résultats de l'opération qui vient d'être faite.

patient sur un lit, les jambes fléchies et liées; puis on réappli-
que sur la plaie de la glace renfermée dans un sac de gutta-
percha ou dans une vessie de bœuf (1).

A l'intérieur nous administrons un rafraîchissant, tel que
l'eau de Seltz, une limonade, etc. Le quatrième jour nous en-
levons le sac à glace et nous délions les jambes ; le malade peut
alors se coucher à son aise. En procédant de cette façon, nous
avons eu quelques cas de réunion immédiate.

Je n'ai jamais rencontré de *calculs enkystés*. De ma propre
expérience je ne puis rien dire en ce qui les concerne. Littre
et Boyer conseillent de déchirer la muqueuse avec les mors des
tenettes. Nous préférerions inciser la muqueuse avec un bistouri
de Pott. L'hémorrhagie qui peut en résulter doit être arrêtée
par des injections d'eau froide dans la vessie et l'application de
la glace sur la région pubienne. On peut aussi recourir à des in
jections de perchlorure de fer et au tamponnement.

En faisant la taille avec les précautions mentionnées ci-
dessus, nous n'avons jamais observé la *lésion du rectum*, qui peut
arriver dans le cas où il n'est pas vidé d'avance ; ou si on n'applique pas fortement la tige du lithotome à l'arcade pubienne
et qu'en le retirant de la vessie on fasse une incision plus pro-
fonde qu'on ne le pense ; ou même, si en faisant l'incision des
parties internes avec le lithotome, on le retire en le baissant
trop, c'est-à-dire point dans la direction de l'axe pelvien.

Les *hémorrhagies* qu'on observe pendant l'opération dépen-
dent de quatre circonstances principales :

1° De la lésion de la portion bulbeuse de l'urèthre, si on commence l'incision des parties externes trop haut; d'après la méthode dont nous nous servons (c'est-à-dire en déviant seule-

(1) Quelques opérateurs font coucher le malade, immédiatement après l'opération, sur le côté opéré.

ment la portion membraneuse), on évite toujours cet accident ;

2° De la lésion de l'artère bulbeuse ou même quelquefois de la honteuse interne. L'artère bulbeuse provient de la honteuse, et se porte obliquement à une certaine distance de l'anus vers le bulbe de l'urèthre. En disséquant la partie inférieure de la portion membraneuse de l'urèthre, il est presque impossible de l'entamer. L'artère honteuse, qui passe immédiatement (presque accolée) tout près de la tubérosité et de la branche de l'ischion, est tout à fait en dehors de l'incision ; quelques petits vaisseaux sanguins du périnée seulement peuvent être blessés. Ordinairement leur section donne lieu à une hémorrhagie très-faible qui cesse par elle-même ou par l'application de la glace ;

3° La muqueuse de la vessie peut être blessée pendant l'extraction du lithotome caché, si la vessie se contracte et surtout si le lithotome caché est introduit trop loin dans la cavité. Les blessures superficielles de la muqueuse ne sont nullement dangereuses, elles produisent une hémorrhagie qui cède aux injections d'eau froide et à l'application de la glace ; mais si les parois sont entamées plus profondément, si quelques vaisseaux sanguins sont blessés, l'hémorrhagie devient très-grave ; il faut alors pratiquer des injections de perchlorure de fer, introduire des tampons de charpie imbibés du même liquide (1), et même, dans les cas désespérés, recourir à la ligature de l'artère hypogastrique.

4° Si la portion prostatique de la vessie est enflammée, après l'incision il survient une hémorrhagie qui peut durer assez longtemps. Ordinairement, elle ne nuit pas beaucoup au patient ; elle est même utile en quelque sorte : elle diminue la tension des parties et sert à combattre l'inflammation du col de

______

(1) On emploie aussi avec succès le tuyau à chemise de Dupuytren.

la vessie, comme nous l'avons observé dans notre clientèle.
Nous ne dirons rien ici des autres complications qui peuvent survenir après l'opération de la taille.

Professeur BEKETOW.

Kazan, 1876.

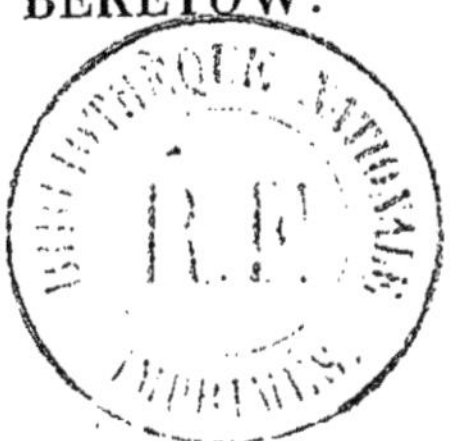

EXPLICATION DE LA PLANCHE

Fig. 1-1 *bis*. — Un calcul vésical, noyau urate, le plus gros que nous ayons rencontré dans notre pratique ; la croûte oxalate de chaux, couverte de granulations pointues.

Fig. 2-2 *bis*. — Deux calculs vésicaux, le noyau urate, couches épaisses d'oxalate de chaux, croûte terreuse.

Fig. 3-3 *bis*. — Deux calculs dont le nucléole central s'est détaché.

Fig. 4. — Un calcul strié ayant pour noyau un caillot de sang.

Fig. 5. — Un calcul terreux (phosphate et carbonate de chaux, phosphate d'ammoniaque et de magnésie) ayant pour noyau un corps étranger.

Tous ces calculs ont été photographiés d'après nature.

Depuis que cette brochure a été publiée, pendant l'année académique courante (de septembre 1875 à avril 1876), j'ai fait encore vingt fois l'opération de la taille d'après notre méthode à la clinique de l'Université sur des sujets de différents âges (2 à 30 ans) avec un succès complet. Un malade, enfant de neuf ans, a succombé deux mois après l'opération, à la suite d'une pleuro-pneumonie épidémique.

www.ingramcontent.com/pod-product-compliance
Ingram Content Group UK Ltd.
Pitfield, Milton Keynes, MK11 3LW, UK
UKHW021206140726
13695UKWH00005B/2369